DE LA TRÉPANATION

DES

EXTRÉMITÉS RADICULAIRES DES DENTS

APPLIQUÉE AU TRAITEMENT

DE LA PÉRIOSTITE CHRONIQUE ALVÉOLO-DENTAIRE

PAR

M. MARTIN

Médecin-Dentiste,

Lauréat de la Faculté et de l'Académie de médecine de Paris,

Médaille d'argent à l'Exposition universelle de Paris (1878).

Communication faite à la Société des Sciences médicales et à l'Association française pour l'avancement des sciences (Congrès d'Alger, 1881).

LYON

ASSOCIATION TYPOGRAPHIQUE

GIRAUD, RUE DE LA BARRE, 12

1881

DE LA TRÉPANATION

DES

EXTRÉMITÉS RADICULAIRES DES DENTS

APPLIQUÉE AU TRAITEMENT

DE LA PÉRIOSTITE CHRONIQUE ALVÉOLO-DENTAIRE

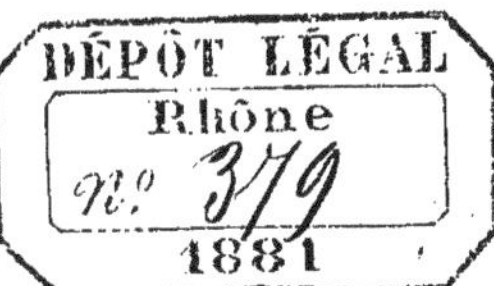

PAR

M. MARTIN

Médecin-Dentiste,

Lauréat de la Faculté et de l'Académie de médecine de Paris,

Médaille d'argent à l'Exposition universelle de Paris (1878).

Communication faite à la Société des Sciences médicales et à l'Association française pour l'avancement des sciences (Congrès d'Alger, 1881).

LYON

ASSOCIATION TYPOGRAPHIQUE

GIRAUD, RUE DE LA BARRE, 12

1881

DE LA TRÉPANATION

DES

EXTRÉMITÉS RADICULAIRES DES DENTS

APPLIQUÉE AU

TRAITEMENT DE LA PÉRIOSTITE CHRONIQUE ALVÉO-DENTAIRE

La périostite chronique alvéolo-dentaire est une maladie bien connue, et son diagnostic est habituellement facile. C'est elle qui donne lieu aux phlegmons du bord alvéolaire ou de la face, à ces fistules muqueuses ou cutanées, remarquables par les difficultés que présente leur guérison. Ces fistules laissent souvent des cicatrices difformes sur le visage. C'est encore la périostite alvéolo-dentaire qui provoque la dénudation et la nécrose partielle du maxillaire, elle va même parfois jusqu'à produire une nécrose totale de cet os.

M. Trélat l'a observée, et moi-même j'en possède un exemple remarquable. Cette maladie si fréquente, si bénigne d'ordinaire, va, dans quelques cas heureusement rares, jusqu'à mettre en danger la vie des malades.

Dans l'affection dont nous parlons, c'est l'extrémité même de la racine des dents qui est malade, elle est atteinte d'une lésion parfaitement définie par ses symptômes et par son anatomie pathologique.

Jusqu'à ces dernières années, le traitement consistait presque exclusivement dans l'ablation de la dent. C'était, comme vous le voyez, un traitement radical. Le but thérapeutique était atteint, trop atteint même. Aujourd'hui que la chirurgie prend des allures conservatrices, elle sera peut-être prête à accepter un procédé plus en rapport avec les nouvelles tendances. Le but à atteindre est la suppression du sommet radiculaire mortifié, qui joue ici le rôle de l'épine de van Helmont, et l'on peut, c'est le cas de le dire, tout en conservant la dent, attaquer le mal dans sa racine.

M. le docteur Magitot vient d'exposer magistralement la question de la greffe dentaire et je ne saurais mieux commencer ce travail que par les conclusions qu'il a exposées, l'année dernière, devant la Société de chirurgie de Paris :

1° « La périostite chronique du sommet de la racine des dents, compliquée de lésions du voisinage, phlegmons, abcès, dénudation et nécrose des maxillaires, fistules simples ou multiples, jusqu'ici traitée par l'ablation pure et simple, n'est pas au-dessus des ressources de la thérapeutique conservatrice ;

2° Le traitement consiste dans la résection de la portion affectée de la racine, après l'ablation temporaire de la dent, et suivie de sa réimplantation immédiate, ou greffe par restitution ;

3° La guérison a pour résultat la cessation de tous les accidents, la consolidation définitive de l'organe, par le retour de ces connexions vasculaires et le rétablissement complet de ses usages. »

On voit tout le service qu'a rendu M. Magitot à l'art de guérir, en donnant les indications nécessaires pour transformer en méthode générale un traitement qui n'était jusque-là appliqué que d'une façon exceptionnelle. En parcourant les nombreuses observations citées par lui, à l'appui de son mémoire, on ne peut douter de l'efficacité de sa méthode de traitement, méthode relativement facile.

Le manuel opératoire de la greffe dentaire comprend trois temps :

1° Ablation totale de la dent malade, avec le davier exclusivement :

2° Résection de l'extrémité des racines malades;

3° Réimplantation immédiate de la dent dans son alvéole.

A part la douleur de l'extraction, les suites de l'opération sont souvent assez simples, mais elles présentent certains inconvénients, et parfois certaines complications qu'il est bon de connaître. Il suffit pour cela de lire les observations contenues dans le mémoire de M. Magitot (1879) ; nous citerons les complications possibles suivant l'ordre de leur apparition.

Tout d'abord, l'extraction doit se faire avec beaucoup de lenteur pour éviter toute fracture, soit de la dent, soit de l'alvéole. Outre que la douleur est alors très-vive, une fracture n'est-elle pas quelquefois inévitable? En général les malades ne se soumettent au traitement qu'après avoir subi plusieurs poussées inflammatoires; or, il n'est pas rare de rencontrer alors des adhérences solides empêchant l'extraction de la dent seule. La complication résultant d'une fracture surtout lorsqu'elle atteint la racine contre-indique la réimplantation.

Mais admettons que l'extraction s'est bien faite; il s'agit de réimplanter la dent avulsée ; or la réimplantation n'est pas toujours facile; de plus elle est parfois incomplète. 5 fois sur 50 cas (1/10) la dent dépasse le niveau de ses voisines (Magitot, obs. V, VIII, XII, XIII, XLVI); il est vrai que deux fois (observ. V et XIII) la dent parut bientôt reprendre son rang ; une autre fois (obs. XLVI) il n'en résulte aucune gêne ; mais dans deux cas (obs. VIII et XII), M. Magitot fut obligé de réséquer avec une scie ou d'user à la lime une dent trop saillante.

La dent est réimplantée, elle a repris sa place normale ; mais une vive douleur est ressentie qui persiste le plus souvent de 24 à 48 heures et quelquefois beaucoup plus longtemps.

D'un autre côté il se fait une réaction inflammatoire plus ou moins vive, allant jusqu'à la production d'un abcès dans le tiers des cas environ ; il est vrai que d'ordinaire le succès de l'opération n'est pas compromis, mais quelquefois aussi la dent est éliminée par la suppuration, et nous trouvons 5 fois cette terminaison sur les 50 cas de M. Magitot (obs. VIII, IX, XIX, XXIII et XLVII), c'est-à-dire 1 fois sur 10.

Dans les cas, plus nombreux, où la guérison est obtenue, le succès ne s'achète qu'au prix d'une attente assez longue et de soins minutieux. Aussi la consolidation ne se fait-elle qu'au bout de 15 ou 20 jours ; quelquefois il faut attendre davantage (40 jours dans l'obs. XIV). On doit employer parfois des appareils de contention, et le malade ne peut jusqu'à une consolidation suffisante (une dizaine de jours en moyenne) se nourrir d'aliments solides.

Ce sont bien là quelques inconvénients de la méthode de M. Magitot, mais si l'on se reporte au seul mode de traitement jusqu'alors employé, l'avulsion, on comprend bien que l'on consente à acheter par quelques souffrances et une gêne de quelques jours les nombreuses chances de conservation d'un organe qui a bien son importance.

En faisant cette critique du procédé de M. Magitot, nous sommes loin de vouloir le blâmer, nous avons seulement voulu comparer sa méthode à celle que nous allons proposer, et mettre en parallèle leurs avantages respectifs aussi bien que leurs inconvénients.

Plusieurs conditions sont nécessaires pour que la réimplantation soit suivie de succès ; deux surtout sont de première importance :

1° Il faut qu'il existe une fistule alvéolaire, et, si elle n'existe pas, son utilité est telle qu'il est bon de la créer. Sans cela vous verriez le pus s'accumuler dans la partie de l'alvéole devenue vide par le fait de résection de la racine ; ce qui éliminerait la dent à coup sûr.

2° Il faut que les phénomènes de la périostite n'aient pas provoqué de fusées purulentes qui se soient fait jour au bord même de l'alvéole, autour du collet ; car le succès de la greffe par restitution réside entièrement dans l'existence d'une périostite suffisante et formant une bande circulaire absolument complète autour de la racine. Une coulée purulente entre l'alvéole et la dent est une cause presque absolue d'insuccès.

En présence de ces complications et des impossibilités de la méthode dans certains cas, je me suis demandé s'il n'était pas possible de simplifier encore le mode opératoire, d'atténuer la douleur, de diminuer les chances d'insuccès occasionnées, soit par l'intolérance du malade, soit par les complications citées plus haut, tout en rendant immédiatement une dent à ses fonctions habituelles.

J'ai dit que l'on guérit la maladie en enlevant sa cause, en réséquant les extrémités radiculaires malades. Pour cela est-il toujours nécessaire de pratiquer l'extraction de la dent, comme le fait M. Magitot ? Je réponds : non.

Étant donnée une périostite chronique, sans fistule, d'une

incisive supérieure ou inférieure, avec un peu d'habitude et d'attention, par la conformation de la couronne, on peut presque dire si la racine est longue ou courte; de plus, en passant le doigt sur la gencive, on sent parfaitement les ondulations et les reliefs des racines et l'on peut ainsi facilement déterminer le point à atteindre. Si la périostite est accompagnée d'une fistule, toute difficulté disparaît : avec un stylet, il est facile d'apprécier le siége de la lésion. Ainsi, à un ou deux millièmes près on peut sans difficulté attaquer l'extrémité de la racine malade directement par la gencive, sans être obligé d'avoir recours à l'extraction de la dent. Si je ne parle ici que des incisives, je n'en exclus pas pour cela les canines et les petites molaires, sur lesquelles j'ai également pratiqué la résection avec succès.

Pour pratiquer cette opération, j'ai fait faire une couronne de trépan de 4 à 5 millimètres de diamètre, assez longue pour retenir dans sa cavité toute la portion osseuse qui doit être réséquée.

Au centre de cette couronne de trépan existe un poinçon-foret, lequel, dépassant de 1 millimètre le bord du trépan, se fixe le premier sur la partie à réséquer afin de n'avoir aucune déviation, aucun glissement. A l'aide de ce trépan, adapté au tour dentaire qui a une vitesse moyenne de 3,000 tours par minute, la durée de l'opération excède à peine celle de l'extraction d'une dent faite au davier (15 à 20 secondes).

La douleur est bien moindre que par la méthode de Magitot, et les complications sont à peu près supprimées. Ajoutez à ces bénéfices celui de pouvoir conserver les dents dans les cas de coulées purulentes entre la dent et l'alvéole, ce que l'on ne peut espérer avec la méthode de la greffe.

Dans trois observations, il n'y a pas eu de douleur après

l'opération ; dans deux, elle n'a persisté que deux heures, et dans un cas où j'ai réséqué les deux racines d'une bicuspide, la douleur a duré cinq heures. Il s'agissait, dans ce cas, d'une périostite revenue à l'état aigu. Ces souffrances sont très-supportables et elles ne ressemblent en rien aux douleurs aiguës de ces régions. Le plus habituellement la dent qui était douloureuse à la pression avant la résection devient aussitôt après insensible et susceptible d'accomplir toutes ses fonctions habituelles.

Messieurs, je ne suis pas le premier qui aie fait cette opération, mais elle n'a été pratiquée qu'accidentellement lorsqu'une nécrose de l'alvéole avait laissé des racines à découvert. M. Magitot l'a faite une fois ; M. Péan aussi, en 1872, avait pratiqué la section d'un sommet de racine dentaire qui entretenait une fistule. La guérison s'ensuivit très-rapidement dans les deux cas.

Le plus ordinairement, dit Magitot, une telle pratique demeure impossible. Je crois, Messieurs, avoir démontré le contraire et je persiste à croire que mon procédé offre plus de garanties et moins de difficultés que la greffe par restitution.

En effet, ne pratiquant pas l'extraction préalable, je me mets à l'abri de la contre-indication résultant d'une fracture possible de la racine ou de l'alvéole. Le champ de la méthode conservatrice est par conséquent augmenté.

Après l'opération, la dent n'a pas quitté sa place normale, elle n'est pas ébranlée, et le patient n'est pas obligé de modifier son alimentation.

De plus, la conservation de la dent est assurée ; sa vitalité n'est pas compromise puisqu'elle n'a pas été séparée de ses connexions, elle n'est pas soumise aux chances d'un retour à la vie.

Dans toutes mes observations, la réaction inflammatoire a été insignifiante, et deux causes peuvent l'expliquer : 1° le traumatisme est moindre que dans l'opération de M. Magitot; 2° et surtout, une large ouverture est faite dans le foyer inflammatoire, et il ne saurait y avoir de phénomènes de rétention.

Je n'ai pas encore pratiqué cette opération sur les grosses molaires où l'intervention sera moins facile que pour les dents antérieures. Les molaires inférieures sont plus difficiles encore, à cause de la présence du canal dentaire que le trépan pourrait léser. La question ne me paraît pas encore tranchée à ce sujet.

Dans l'opération telle que je l'ai exposée, j'ai fait volontiers abstraction des cas où il arriverait que la section portât au-dessous de l'extrémité de la racine, laissant 1 ou 2 millimètres de cette racine dans le sommet de l'alvéole. La faute ne sera pas grande parce que la suppuration se chargera de chasser facilement et sans souffrance ce séquestre presque imperceptible. La plaie offre une surface assez grande pour que ses bords ne puissent pas se cicatriser par première intention et fermer ainsi l'issue aux sécrétions de l'alvéole. La guérison s'opère par un bourgeonnement dans l'alvéole, qui comble peu à peu toute cette anfractuosité. Le laps de temps nécessaire à tout ce travail de réparation varie entre vingt-cinq et trente jours. Il ne reste plus alors, au niveau du point opéré, qu'une légère dépression qui finit par disparaître au bout de quelques mois.

Pendant le temps nécessaire à la guérison on a toute facilité pour faire subir à la dent, atteinte habituellement de carie, le traitement que son état nécessite. La carie de la couronne communique avec le canal dentaire; lorsque vous arriverez au plombage ou à l'aurification, vous serez à même de les pratiquer dans des conditions exceptionnellement favorables ; car vous pourrez faire entrer la matière obturatrice par la couronne et la fouler jusqu'à ce qu'elle paraisse à l'orifice radiculaire. Ainsi vous serez assuré de n'avoir laissé aucun vide où s'emmagasinent des gaz ou des liquides qui occasionnent de nouvelles poussées fluxionnaires et seraient cause de l'insuccès de l'opération.

Obs. I. — *Résection de l'extrémité de la racine de l'incisive latérale supérieure gauche.*

Mme X... est âgée de 50 ans. Depuis quatre ans déjà, cette incisive était atteinte de carie ; à cette époque, on lui fit subir une cautérisation, on la plomba. Une douleur sourde n'en persista pas moins quelque temps, puis après quelques jours de vives douleurs, tout rentra dans l'ordre. Cet état de guérison apparente dura trois années. Pendant l'hiver de 1879, le plombage de cette dent tomba ; elle devint très-douloureuse, un abcès alvéolaire se produisit. Tous les traitements ordinaires en pareil cas restèrent sans résultat. A bout de ressources, et désirant conserver cette dent à ma cliente, je lui proposais la greffe dentaire de Magitot. Je ne pus obtenir son consentement, et ce ne fut que deux mois plus tard que la malade accepta mon procédé de résection.

Ce qui fut fait le 20 mai 1879, comme je l'ai exposé plus haut dans le cours de mon mémoire. L'opération s'exécuta très-facilement ; la douleur, faible d'ailleurs, fut très-bien supportée. Les suites furent très-simples. Deux jours après, je revis mon opérée ; les douleurs avaient cessé, il n'y avait aucune réaction inflammatoire.

Le 2 juin, j'obturais la carie. Le plombage fut facile et certainement parfait, parce qu'en enfonçant le ciment du côté de la racine, on le voyait sourdre à l'extrémité réséquée.

Le 12 juin, la cicatrisation était en bonne voie ; j'enlevais un petit point de l'extrémité de la racine, la résection ayant porté à un millimètre au-dessous de l'extrémité même. La malade n'était astreinte qu'à des soins de propreté.

Le 2 juillet, tout était guéri. Une dépression légère révélait l'endroit où avait porté la trépanation. Depuis le jour de l'opération, la malade s'était servi de sa dent, sans souffrance, et elle est aujourd'hui très-solide.

Obs. II. — *Périostite chronique de la petite incisive supérieure droite. Suppuration par le canal dentaire.*

Mlle X..., âgée de 40 ans, souffre depuis deux ans de l'incisive médiane supérieure droite. La dent offre une teinte grise et l'on constate facilement la suppuration. Trois mois de traitement ne donnèrent aucun résultat. Je proposais alors à ma malade de lui réséquer l'extrémité de la racine de sa dent au moyen de la trépanation. L'acuité des douleurs décida la malade ; elle accepta. L'opération fut pratiquée le 28 juin 1879. La douleur fut assez vive, à cause de l'état aigu de la périostite ; en moins de vingt secondes l'opération fut terminée et j'avais réséqué juste l'extrémité de la racine.

Le 6 juillet, tout allait pour le mieux ; ni réaction, ni douleurs, j'obturai la dent.

Le 20 juillet, la cicatrisation était complète ; aucune douleur n'avait reparu, et la malade se servait de sa dent, laquelle était d'ailleurs très-solide.

Cette opérée a été revue en septembre et en novembre. Rien n'était venu démentir la guérison. La couleur grise de la dent persistait.

Obs. III. — *Périostite chronique de la canine supérieure gauche.*

Mme X..., 32 ans. Le 3 août 1879, je pratiquais la résection de cette racine malade. Étant donnée la longueur de cette dent, j'inclinais légèrement mon trépan en le dirigeant en haut. Le résultat fut parfait. La douleur de l'opération persista une heure encore après.

Le 25 août, il restait encore un petit orifice donnant accès dans l'alvéole.

Le 10 septembre, la cicatrisation était achevée; la dent était guérie, obturée et très-solide.

Obs. IV. — *Périostite chonique de l'incisive médiane supérieure gauche.*

J'opérais Mlle P..., âgée de 19 ans, le 11 octobre 1879. Elle ressentit peu de douleurs.

Je ne revis cette malade que le 25 novembre suivant; ne ressentant plus aucune douleur, et se servant de sa dent, elle n'avait pas jugé à propos de revenir chez moi. A cette époque, la cicatrisation était parfaite.

Obs. V. — *Périostite chronique de la première bicuspide droite.*

Mme M..., 25 ans, avait fait plomber cette dent pendant l'hiver de 1870. Deux mois après, une fistule alvéolaire se produisit néanmoins; elle persiste encore actuellement. Cette malade, désirant mettre un terme à ses douleurs et à la suppuration, se décide à se faire opérer. Ce qui fut fait sans douleur au moyen de l'anesthésie locale.

Le 15 mai 1880, deux jours après son opération, la malade allait très-bien; un mois après, la cicatrisation était complète, et la guérison absolue.

Obs. VI. — *Périostite chronique de la première petite molaire supérieure droite.*

Depuis le plombage de cette dent, qui datait de sept ans, Mme F..., 31 ans, avait deux ou trois fois chaque année des poussées de périostite aiguë; il y avait du reste une fistule permanente, et depuis quatre ans la mastication ne pouvait s'accomplir de ce côté. La malade fut opérée le 10 octobre 1880, en pleine poussée de périostite aiguë; aussi la douleur causée par l'opération fut-elle vive; elle dura jusqu'au soir pour cesser dès lors complètement. Le lendemain, il y eut quelques douleurs d'oreille qui ne persistèrent pas longtemps.

Le 17 octobre, j'obturais la dent avec de l'oxychlorure de zinc.

Le 20 octobre, l'extrémité de la racine, qui était restée dans le sommet de l'alvéole, fut éliminée.

Le 20 novembre, la guérison était complète. La malade

avait mangé sur sa dent dès le lendemain de l'opération, chose qu'elle n'avait pu faire depuis plusieurs années.

Conclusions. — De tout ce qui précède, je crois pouvoir tirer les conclusions suivantes :

1° La périostite chronique de l'extrémité des racines des dents, traitée depuis longtemps avec succès par la *greffe par restitution*, peut avec avantage être guérie par la résection directe de l'extrémité radiculaire dans l'alvéole même.

2° Cette manière de faire est aussi facile, aussi rapide et moins douloureuse que la méthode de Magitot. Jamais on n'a besoin d'appareils de contention pour assurer le succès.

3° Cette méthode est applicable dans les cas où la greffe, de l'aveu même de son auteur, conduit à un insuccès certain.

4° L'opération se pratique à l'aide d'une petite couronne de trépan qui résèque l'extrémité radiculaire de la dent dans l'alvéole même, sans avoir recours à l'extraction.

5° La guérison s'opère par un bourgeonnement de la cavité alvéolaire.

www.ingramcontent.com/pod-product-compliance
Ingram Content Group UK Ltd.
Pitfield, Milton Keynes, MK11 3LW, UK
UKHW020501220726
13923UKWH00006B/2689

9 782019 293260